Die Gewürztee-Diät
Ein alternatives Ernährungskonzept

Maxim Alperovitch

ZUM BUCH

Mit diesem Buch wird Ihnen ein einmaliges, alternatives Ernährungskonzept vorgestellt. Seine Besonderheit besteht darin, dass hier der Mensch im Mittelpunkt steht und in erster Linie auf seine Bedürfnisse eingegangen wird. Der Verfasser dieser Ernährungsempfehlungen ist überzeugt, dass blinde, uniforme Regelvorgaben für eine Ernährungsumstellung kaum ein akzeptables Resultat bei unterschiedlichen Menschen mit völlig verschiedenen Voraussetzungen liefern kann, denn es bedarf einer jeweils ganz individuellen Anpassung an jeden einzelnen Menschen, seine Essgewohnheiten, Geschmacksvorlieben und (Un)Verträglichkeiten.

Unter Berücksichtigung dieser Aspekte entstand ein variables Ernährungssystem, das jeder Mensch - unabhängig von Alter und Geschlecht - für sich als eine nur kurzzeitige Diät (ca. 2 - 4 Wochen), als eine Ernährungsform für mehrere Monate oder aber auch als eine lebenslange Umstellung anwenden kann. In seinem Kern ist dieses Konzepts an den Richtlinien der DGE (Deutsche Gesellschaft für Ernährung) ausgerichtet und orientiert sich somit an deren aktuellen Regeln einer ausgewogenen Ernährung. Ein normativer Verzicht auf bestimmte Lebensmittel wird in diesen Empfehlungen nicht vorgegeben, womit ein Nährstoffmangel und der nach Crash-Diäten so oft gefürchtete Jojo-Effekt praktisch ausgeschlossen ist. Der Verfasser ist der Meinung, dass Ernährungsform erst dann ein gutes Ergebnis bringen kann, wenn der Mensch selbst die Intensität und den Ablauf ganz individuell bestimmt und er zugleich ein Verständnis für und Freude an einer gesünderen Lebensweise als (neue) Grundeinstellung entwickelt und verinnerlicht. Diese Herangehensweise hat sich bewährt und zeigt in der Praxis bereits sehr gute Resultate bei Menschen mit Fettstoffwechselstörungen, erhöhtem Blutdruck, erhöhtem Harnsäurespiegel, Diabetes mellitus, Insulinresistenz, Übergewicht, nichtalkoholischer Fettleber und metabolischem Syndrom.

Der Verfasser vertritt die Meinung, dass sich der Körper unter ihm zuträglicheren Bedingungen selbst heilen kann, wenn der Mensch dazu motiviert wird und er mit der richtigen Unterstützung und Anleitung den Weg zu Wohlbefinden und Gesundheit einschlagen kann.

ZUM AUTOR

Maxim Alperovitch ist der Leiter und Gründer des *Europäischen Zentrums für mediales Heilen und spirituelle Entfaltung Sphinx* in Nürnberg. Er ist Master, Magister und Progressor der Lehre der Kosmischen Energie; er vermittelt unterschiedliche spirituelle Techniken und ist zudem auch Entwickler weiterer eigener esoterischer und spiritueller Techniken wie z.B. der Chakren- und Aura-Lehre oder der Technik der Spontanen Meditation. In seiner Tätigkeit als spiritueller Lehrer und Heiler verbindet er sein reiches transzendentes Wissen mit den Möglichkeiten moderner Technologien. Zur Unterstützung von Diagnostik und Heilverfahren verwendet er u.a. Geräte wie das Oberon-Metatron-Gerät (NLS), die Gasentladungs-Technologie (GDV) und das Aura-Chakra-Bioresonanzsystem. Als ausgebildeter psychologischer Berater und Ernährungsberater sucht er stets nach individuellen Lösungen und unterstützt so seine Schüler im Bereich der Heilung und Selbstentwicklung. Sei es philosophisch, psychologisch, spirituell oder lebenspraxisbezogen, Maxim Alperovitch ist immer auf der Suche nach noch besseren und neuen Techniken und Methoden der Heilung und spirituellen Entfaltung.

DIE GEWÜRZTEE-DIÄT

EIN ALTERNATIVES ERNÄHRUNGSKONZEPT

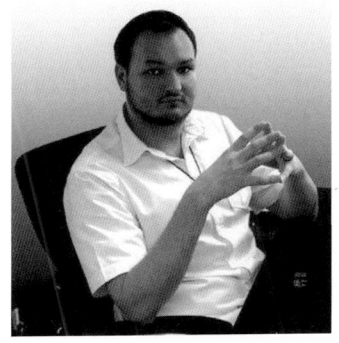

MAXIM ALPEROVITCH

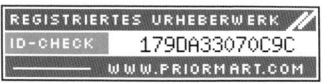

Max-Verlag
Oedenbergerstr. 55-59, 90491 Nürnberg.

Unschlaggestaltung: Grafik & Design Sphinx
Oedenbergerstr. 55-59, 90491 Nürnberg.

Autor: Maxim Alperovitch

POINT CZ, s.r.o.
Milady Horákové 20, 602 00 Brno, Czech Republic
www.pointcz.com

ISBN: 978-3-00-078138-4

Inhaltsverzeichnis:

HINWEIS:

Die hier zusammengestellten Ernährungsempfehlungen zielen auf eine ausgewogene, gesunde Ernährung und orientieren sich nachdrücklich an den Richtlinien der Deutsche Gesellschaft für Ernährung (DGE). Trotzdem kann nicht ausgeschlossen werden, dass es in Einzelfällen bei Nichtbeachten individueller Vorbedingungen zu Unverträglichkeiten oder allergischen Reaktionen kommen kann. Unter anderem sollte eine Verträglichkeit mit gegebenenfalls notwendigen Medikamenten abgeklärt werden.

Mit diesem Ernährungskonzept verbindet der Autor keinerlei Heilungsversprechen. Laufende schulmedizinische Behandlungen sind unbedingt fortzuführen; sie dürfen weder unterbrochen oder abgebrochen noch hinausgeschoben oder unterlassen werden.

Bitte beachten Sie: Jeder Mensch hat ganz individuelle Bedingungen und Voraussetzungen für eine Ernährungs- und Lebensumstellung und muss dementsprechend auch eine ganz individuelle Herangehensweise an Ernährungsfragen für sich finden.

Aus diesem Grund sollten alle hier gemachten Ausführungen nicht als feste Regeln, sondern nur als Richtlinien und Empfehlungen betrachtet werden. Einige Vorschläge kann man weglassen, andere nach persönlichem Geschmack abändern. Gehen Sie am besten mit einem gesunden Menschenverstand und Vertrauen in Ihr Bauchgefühl an die Umsetzung der empfohlenen Ernährungsform. Ihr Geschmacksempfinden und ein „gesunder" Appetit werden Sie leiten. Durch sie spricht Ihr Körper zu Ihnen; und er weiß, was Sie gerade brauchen bzw. was Ihnen fehlt.

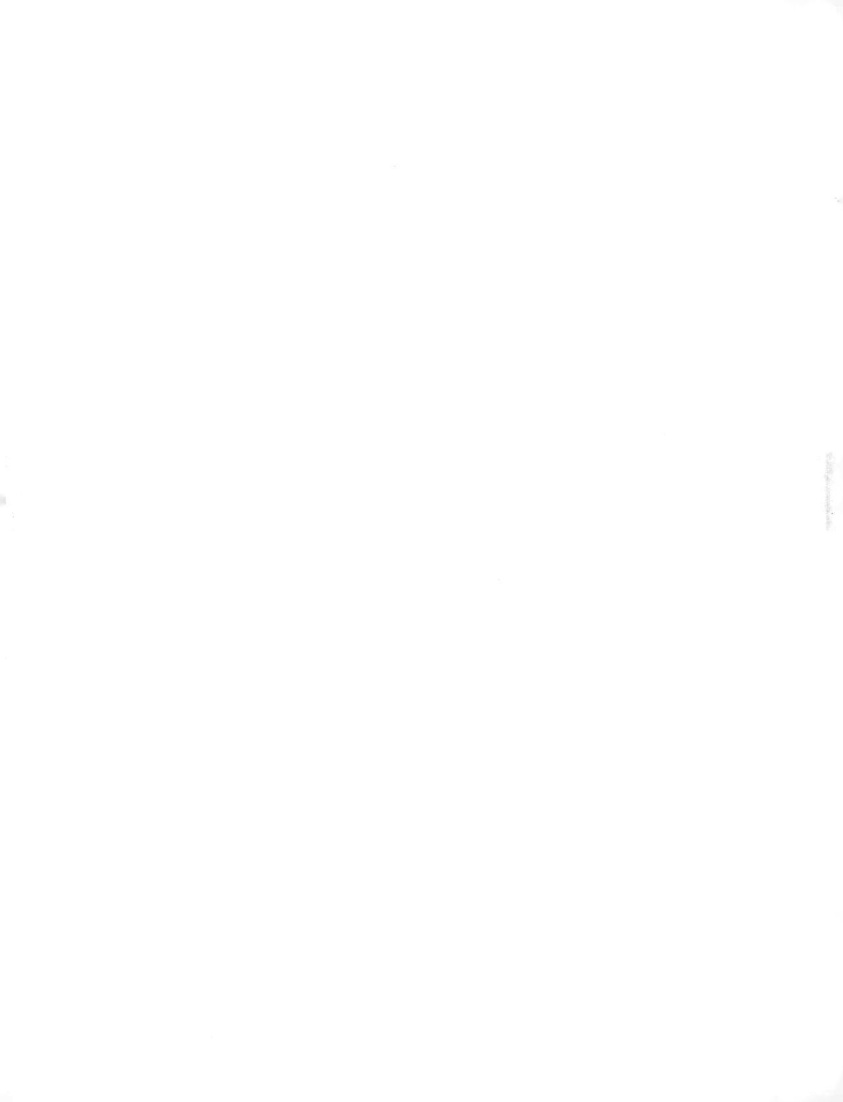

Vorwort

Ein erster Gedanke als Vorspeise

Mit diesem Buch möchte ich Sie für die Wichtigkeit einer gesunden Ernährung sensibilisieren. Ich habe für Sie – aus meiner Erfahrung als Ernährungsberater – wichtige Ernährungshinweise zusammengestellt, die zugleich für Einsteiger als auch für erfahrene Diätkenner jeglichen Alters ausgelegt sind und die Sie nach und nach leicht in Ihren gewohnten Alltag integrieren können, um so schrittweise Ihre neuen, gesünderen Essgewohnheiten umzusetzen. Im Gegensatz zu den meisten Diäten, die viel mit Verboten und massiven Einschränkungen arbeiten, geht es mir darum, Ihnen mit Genuss und Freude so viel wie möglich in der Nahrungsauswahl zu gestatten und Ihrem Körper dabei trotzdem den Weg in eine bessere Gesundheit näherzubringen bzw. ihm die Selbstheilung zu ermöglichen. Ich halte diese Informationen bewusst kurz und bespreche die Themen so knapp wie möglich, aber trotzdem so ausführlich wie nötig, damit Sie alles mit Leichtigkeit verdauen können.

Als Ergebnis meiner Erfahrungen sind Ernährungsempfehlungen entstanden, die keinen so gefürchteten Jojo-Effekt verursachen. Da Sie auf keine Nährstoffe verzichten, geht Ihr Körper nicht in einen Hungeralarm-Modus und versucht damit nicht, nach Beendigung der Diät zur Sicherheit erneut Reserven für spätere Notzeiten anzulegen (wie es bei den meisten Diäten am Ende geschieht). Zugleich ist das hier vorgestellte System sehr simpel aufgebaut und unkompliziert in der Anwendung. Sie kommen ohne lästiges Kalorienzählen, BMI-Rechner und PAL-Werte aus; aber dennoch öffnen sich Ihnen die neuen Ernährungshorizonte, die Ihnen hoffentlich mehr Freude, unerwarteten Genuss und mehr Verständnis für Ihren Körper bringen.

Sie haben die Möglichkeit, die hier beschriebenen Richtlinien nach Ihren individuellen Geschmacksvorlieben und Gewohnheiten, aber auch nach Ihrem jeweils aktuellen Bauchgefühl abzuändern, zu verbessern und ganz individuell für sich bekömmlich zu gestalten. Machen Sie Gebrauch davon, ein Versuch lohnt sich.

Das vorgestellte Konzept ist sowohl als eine Diät (2 - 4 Wochen) wie auch als eine längerfristige Ernährungsform für mehrere Monate bzw. Jahre oder als eine generelle Lebenshaltung anwendbar.

Ich wünsche Ihnen viel Freude und Erfolg mit diesem Buch und meinen Empfehlungen.

Ihr Maxim Alperovitch

Kapitel 1

Der Kern des Konzepts:
Der Gewürztee

In der täglichen Ernährung wie auch der Forschung wird den Gewürzen meist kaum eine große Rolle für ihre Wirkungen auf den menschlichen Körper beigemessen. Zum Teil erklärt sich das dadurch, dass in vielen Ländern die traditionelle Küche kaum eine große Vielfalt an Gewürzen aufweist und sich meist auf Salz, Pfeffer, Essig sowie auf einige wenige, meist lokal verfügbare Kräuter beschränkt. Zum anderen liegt es auch daran, dass die sekundären Pflanzenstoffe, die die Gewürzpflanzen neben Vitaminen, Mineralien und Spurenelementen bilden, noch recht wenig erforscht sind.

Zwar sind ca. 100000 verschiedene sekundäre Pflanzenstoffe derzeit bekannt und ca. 10000 sind in unserer Nahrung (in meist winzigen Mengen) identifiziert, doch sind dazu – z.B. von der Deutsche Gesellschaft für Ernährung (DGE) – außer groben Empfehlungen bislang nur wenige (oder keine) konkreten Angaben offiziell publiziert.

Die DGE schreibt zum Potenzial der Pflanzenstoffe folgendes:

> *"Es werden ihnen verschiedene gesundheitsfördernde Wirkungen zugeschrieben. Sie schützen möglicherweise vor verschiedenen Krebsarten und vermitteln vaskuläre Effekte wie eine Erweiterung der Blutgefäße und eine Absenkung des Blutdrucks. Weiterhin entfalten sekundäre Pflanzenstoffe neurologische, entzündungshemmende und antibakterielle Wirkungen."*
> (https://www.dge.de/wissenschaft/fachinformationen/sekundaere-pflanzenstoffe-und-die-gesund-heit/#c4299, 17.Aug 2023)

Seit längerem ist bekannt, dass die meisten Gewürze sehr positiv auf unterschiedliche Bereiche des menschlichen Körpers wirken und dass diejenigen, die eine größere Vielfalt an Gewürzen und somit auch eine große Bandbreite an sekundären Pflanzenstoffen mit der Nahrung aufnehmen, deutlich seltener an Fettstoffwechselstörungen, erhöhtem Blutdruck, Diabetes oder Übergewicht leiden. Ebenso haben diese Menschen ein stabileres Immunsystem, d.h. stärkere Abwehrkräfte, leiden seltener an Infekten, haben viel mehr Energie und erfreuen sich eines besseren allgemeinen Wohlbefindens als andere.

Aus diesem Grund habe ich eine Gewürzmischung zusammengestellt, die auf Cholesterine und Triglyzeride eine natürlich senkende Wirkung hat, den Blutzucker niedrig hält und unterstützend gegen die nichtalkoholische Fettleber wirkt, ohne dass ein Risiko für den Körper z.B. durch Schwankungen des Blutzuckerspiegels entsteht. Im Gegensatz zu Medikamenten sind bei Gewürzen – in vernünftiger Dosierung (und allergische Dispositionen ausgeschlossen) – keine Nebenwirkungen zu erwarten, da der Körper die Vorgänge weiterhin selbst regelt.

Allerdings hilft selten viel automatisch auch viel.
Wir wissen – die Menge macht das Gift.

Folgende Kräuter und Gewürze sind in meiner Mischung (zwingend in Bio-Qualität) enthalten:

- CEYLON-ZIMT, GEMAHLEN
- INGWERWURZEL, GEMAHLEN
- KURKUMA (CURCUMA), GEMAHLEN
- KORIANDER (SAMEN), GEMAHLEN
- GOJIBEEREN, GEMAHLEN
- MARIENDISTELSAMEN, GEMAHLEN (80% SILYMARIN)
- HEIDELBEEREN, GEMAHLEN
- BLAUBEEREN, GEMAHLEN
- CAYENNEPFEFFER, GEMAHLEN
- SALBEIBLÄTTER, GEMAHLEN
- BROMBEERBLÄTTER, GEMAHLEN
- MORINGA, GEMAHLEN
- BOHNENSCHALEN, GEMAHLEN
- NELKEN (GEWÜRZNELKEN), GEMAHLEN

Ich gebe absichtlich keine genauen Mengenangaben an, da jeder die Mischung individuell nach seinem Geschmack zusammenstellen sollte. So hat jeder die Möglichkeit, neue Gewürze geschmacklich kennenzulernen, sich mit ihnen auseinanderzusetzen, sie auszuprobieren und den eigenen Würz-Horizont über Salz und Pfeffer hinaus zu erweitern und zu bereichern.

Ceylon-Zimt, Ingwerwurzel, Kurkuma und Mariendistel sollten geschmacklich dominieren, wobei bei Gallensteinen der Anteil an Mariendistel etwas geringer ausfallen sollte. Gleiche Zurückhaltung gilt für Cayennepfeffer, der in größeren Mengen Magen-Darm-Beschwerden auslösen kann. Ich empfehle, Ceylon-Zimt, Ingwerwurzel, Kurkuma zu etwa gleichen Teilen zusammen zu mischen und die restlichen Gewürze probeweise nach und nach zu ergänzen. So können Sie den Geschmack der Mischung stets prüfen und anpassen. Zum Schluss empfehle ich, Cayennepfeffer, Bohnenschalen und Nelken etappenweise und in kleinsten Mengen zuzufügen, da diese Zutaten Schärfe und dominanten Geschmack mitbringen.

Sollten am Ende Geschmack oder Schärfe doch zu stark präsent geworden sein, können Sie mit etwas Zimt oder einem anderen Ihrer Favoriten nachbessern und somit die Mischung etwas „verdünnen". Gehen Sie in der Zusammenstellung nach Ihrem individuellen Geschmack. Im Falle von Allergie bzw. Unverträglichkeiten oder starken Abneigungen gegen einzelne Zutaten können Sie einzelne Gewürze auch problemlos weglassen. Es soll ja am Ende Ihre eigene Mischung werden, die Ihnen geschmacklich zusagt. Sollten Sie letztlich von meinen Empfehlungen etwas abweichen, wird die Aufgussmischung dadurch nicht weniger effektiv sein.

Zwei weitere, wichtige Komponenten des Gewürztees sind Apfelessig sowie Zichorienpulver (Granulat oder Extrakt).

HINWEIS:
Auf Internetplattformen wie Ebay, Amazon und Co. findet man alle Gewürze, aber achten Sie darauf, dass alle Zutaten unbedingt „Bio"-Qualität haben.

EMPFOHLENE EINNAHME:

- 1/2 (anfangs) - 1 Teelöffel der fertigen Mischung auf 250 - 300 ml Tasse mit kochendem Wasser aufgießen;

- Lassen Sie das Getränk etwas abkühlen; dann 1/3 (anfangs) - 1 Teelöffel Apfelessig (5%ig) dazugeben.

- 1/3 (anfangs) - 1 Teelöffel Zichorie in Pulver, Granulat oder Extrakt – (als koffeinfreier Kaffeeersatz bekannt).

HINWEIS: Nur am Anfang, direkt nach dem Aufgießen, wird das Getränk kurz gerührt. Vermeiden Sie späteres erneutes Umrühren. Der Bodensatz, der sich auf dem Tassengrund absetzt, wird nicht getrunken. Sollten Sie die schwimmenden Gewürzteilchen im Tee stören, können Sie für die Zubereitung ggf. auch zu einem Teebeutel greifen.

DOSIERUNG: 1 - 4 mal täglich
Auch hier ist die Häufigkeit der Einnahme sehr individuell und abhängig von gesundheitlichen Gegebenheiten. Steigern Sie die Zahl der täglichen Tassen am besten schrittweise. *(Im Kapitel 4 finden Sie Näheres zu diesem Thema.)*

Es ist auch möglich, einige der angegebenen Zutaten oder auch die fertige Mischung anderen Getränken und Gerichten beizumischen. Viele Menschen mögen z.B. Kaffee mit Zimt. Ebenso ist Naturjoghurt mit frischen oder gefrorenen Beeren mit Zimt und etwas Cayennepfeffer sehr schmackhaft. Auch für Suppen ebenso wie zum Braten und Backen kann die fertige Mischung genutzt werden. Sogar im Salat - mit zusätzlich etwas Apfelessig (und einem guten Öl) - findet die Gewürztee-Mischung interessante Verwendung.

Hören Sie einfach auf Ihren Bauch und folgen Sie Ihrem Geschmack; experimentieren Sie, aber alles in einem gesunden Maße! Es soll Ihnen ja schmecken und nicht nur gesund und Erfolg bringend sein!

Kapitel 2

1. Die heimliche Gefahr „Zucker"

Wenn Sie sich mit dem Gewürztee und seiner Anwendung vertraut gemacht haben, können Sie jetzt Schritt für Schritt weitere Veränderungen einleiten. Meine Empfehlungen für diese Veränderungen sind in fünf aufeinanderfolgende Phasen unterteilt, wobei jede dieser Etappen für Sie immens wichtig ist. Ohne sie wird sich kein großer, nachhaltiger Erfolg einstellen.

In unserer Gesellschaft kommen wir leider am Thema 'Zucker" in Ernährungs- und Gesundheitsfragen nicht vorbei. Es ist nachgewiesen, dass Zucker und seine Ersatzprodukte im direkten Zusammenhang mit Problemen wie Diabetes mellitus, Insulinresistenz, Bluthochdruck, Übergewicht, Fettstoffwechselstörungen und metabolischem Syndrom stehen.

Auch wenn oft zwischen "gutem" und "schlechtem" Zucker unterschieden wird, es ist unserer Leber egal, welcher Zucker aufgenommen wurde und wie schnell dieser laut Forschung verstoffwechselt wird. Entscheidend ist, dass der gesamte aufgenommene "Zucker" (gemeint ist die Summe aller Arten von Sacchariden wie Glykose, Fruktose, Galaktose, Laktose, Maltose usw. – insgesamt ca. 120 Arten[1]) – als Gesamttagesmenge – komplett vom Körper aufgenommen wird und so zu einer fatalen Überdosierung führt.

Leider ist es kaum möglich, die insgesamt aufgenommene Tagesmenge an "Zucker" tatsächlich zu erfassen. Einerseits ist es realistischerweise nicht möglich, alle über den Tag hinweg verzehrten Zuckerarten und -mengen in Lebensmitteln genau auszumachen und sie dann in eine einheitliche Größe umzurechnen (jede Zuckerarte weist unterschiedliche Kalorien auf). Zum anderen macht es uns die Lebensmittelindustrie generell schwer, zu erkennen, welche und wie viele Zuckerarten in einem bestimm-

---

[1] Für Näheres siehe Google unter dem Suchbegriff "Zuckernamen".

ten Produkt überhaupt versteckt sind. Ein weiteres Problem offenbart sich bei dem Trick mit der Deklarierung "zuckerfrei", der nur noch mehr zur Verwirrung der Konsumenten führt. Dieses Label besagt nämlich nicht, dass das Produkt ohne Zucker ist, und auch nicht, dass es ohne zusätzliche andere Zuckerformen hergestellt wurde – es sagt nur aus, dass es ohne Haushaltszucker hergestellt wurde. Dass der Haushaltszucker durch eine oder mehrere „alternative Zuckerarten" ersetzt wurde, ist dabei verschleiert. Dazu kommt noch, dass diese "zuckerfreien" Produkte meist mehr Ersatzzucker enthalten und oft sogar noch schlechter für Leber- und Nierenfunktion sind.

Eine weitere Gefahrenquelle birgt das maßlose Gewinnstreben der Lebensmittelindustrie. Sie setzt immer billigere Zuckerarten, die von unserem Körper häufig schlechter bis kaum wieder abgebaut werden können oder sogar nachweislich toxisch bis potentiell krebserregend sind, in ihren Produkten ein. So kann es schnell passieren, dass manche Fettpölsterchen – egal was man unternimmt – uns ein ganzes Leben lang begleiten.

Angesichts dieser Probleme habe ich einige Empfehlungen für Sie, die Sie teilweise oder ganz in Ihre bislang gewohnte Ernährung aufnehmen sollten:

• Verzichten Sie ganz auf Cola, Fanta und Co., auf die so beliebten Energydrinks, zuckerhaltige Limonaden, Getränkesirups und die zahlreichen "zuckerfreien" Getränke.

• Hauptquelle Ihrer täglichen Flüssigkeitsaufnahme sollten (möglichst natriumarmes) Mineralwasser und ungesüßte Tees sein.

• Auch ungesüßter Kaffee, 1 bis 3 normalgroße Tassen am Tag sind akzeptabel, solange keine Kreislaufprobleme bekannt sind.

Die Menschen mit Stoffwechselproblemen trinken meist unterdurchschnittlich wenig, was leider ihre Stoffwechselaktivität senkt. Die empfohlene Trinkmenge sollte allerdings möglichst höher ausfallen als die immer wieder empfohlenen 2 Liter pro Tag. Das optimale Trinkvolumen errechnet sich am besten nach der Formel: 35 ml pro kg Körpergewicht.[2] Bei wärmerem Temperaturen muss zudem der durch das Schwitzen entstehende Flüssigkeitsverlust zusätzlich kompensiert werden. An heißen Tagen oder bei körperlich fordernder Tätigkeit sollten Sie unbedingt zusätzliche Flüssigkeit aufnehmen. Die stündliche Zufuhr von einem Liter sollte jedoch nicht überschritten werden. Eine Ausnahme können bestimmte Herz- oder Nierenprobleme sein; sprechen Sie ggf. mit Ihrem Facharzt. Trinkmengen darüber hinaus stören durch Ausscheidungsverluste häufig den Salz- und Mineralstoffhaushalt.

• Vermeiden Sie frisch gepresste Säfte, da diese ähnlich viel Zucker erhalten wie die zuckerhaltigen Getränke.

---

[2] Das heißt zum Beispiel – ein Mensch mit einem Körpergewicht von 70 kg benötigt etwa 2,5 l Wasser.

• Essen Sie lieber Obst in seiner natürlichen Form. Zwar ist die Zuckermenge dieselbe, aber Sie werden nur einige wenige Früchte verspeisen können, aber sicherlich nicht die Menge, die man beispielsweise für einen Liter Presssaft benötigt. Darüber hinaus ist das Fruchtfleisch sättigend und unterstützt durch den Ballaststoffgehalt eine gesunde Darmflora, was sich wiederum positiv auf eine geregelte und unbeschwerte Verdauung und Ausscheidung auswirkt.

• Auf Ahornsirup, Zuckerrübensirup, Agavendicksaft, Zucker und andere Süßungsmittel sollte ganz verzichtet werden.

• Gleiches gilt überwiegend auch für Honig; allerdings ist ein Teelöffel gelegentlich vertretbar, um seine gesunde Inhaltstoffe aufzunehmen. Achten Sie auf jeden Fall auf hochwertige, schadstofffreie Produkte, bevorzugt von einem örtlichen Imker.

• Süßigkeiten? Ja, Sie wissen ganz genau, worauf ich hinaus will. Aber für diejenigen, denen es doch schwer fällt, ganz nein zu sagen, habe ich einen TIPP:
Trinken Sie möglichst nur vor dem Essen ausreichend Wasser oder Tee. Damit sich ein gesundes Sättigungsgefühl einstellen kann, nehmen Sie sich Zeit; kauen Sie gewissenhaft, essen Sie langsam, ohne Ablenkungen durch Fernseher, Handy oder Computer. Erst nach dem Essen erlauben Sie sich ab und zu einige wenige Süßigkeiten. Versuchen Sie, vor allem abends auf Sü-

ßigkeiten zu verzichten. Eine gelegentliche Alternative ist das sog. Studentenfutter (eine Nuss- und Trockenfrucht-Mischung). Wichtig ist aber, dass sie ohne Erdnüsse, ungesalzen und frei von irgendwelchen Mehlanteilen ist sowie anteilig mehr Nüsse als Früchte enthält. Auf Erdnüsse sollte man ganz verzichten, da diese keine Nüsse sind; sie gehören zu den Hülsenfrüchten und besitzen keine der positiven Eigenschaften von Nüssen. Zudem sind sie kalorienreich und für viele Menschen potentiell allergen; auch können sie den Harnsäurespiegel ansteigen lassen.

• Fertiger Fruchtjoghurt ist auf Grund von zugesetzten Zuckerformen ungesund. Sie sollten ihn besser selbst aus Naturjoghurt, Früchten und Gewürzen, ohne Zuckerzusätze herstellen. Auch als selbst kreierter "Gemüsejoghurt" mit etwas Salz oder Sojasoße und mit verschiedenen (auch gegrillten) Gemüsen bietet Joghurt Vielversprechendes.

• Industriell hergestellte Soßen und Dips sollten überwiegend ein Tabu sein bzw. werden, da die meisten ca. 25% Zucker enthalten (z.B. Knoblauchsoße, Barbecuesoße, Ketchup, Mayo, aber auch die beliebten fertigen Salatsoßen). Sie beinhalten oft die billigen, schwer abbaubaren "Zuckerarten" wie Glukose-Fruktose-Sirup. Ein Blick auf die Inhaltsstoffe und Nährwerttabelle des Produkts ist nicht nur angebracht, sondern hilft auch meist weiter.
• Selbstgemachte Soßen ohne viel Fett und vor allem

ohne Zucker sind dringend zu empfehlen – besonders solche auf Basis von Naturjoghurt, Quark, Gemüse (z.B. Avocado) und frischen Kräutern und Gewürzen.[3]

• Balsamico flüssig oder cremig ist zwar gesund, enthält aber viel Zucker und sollte durch Bio-Apfelessig ersetzt werden. Anders als die meisten anderen Essigsorten hat der Apfelessig viele Gesundheitsvorteile: Er regt u.a. die Fettverbrennung an, senkt Cholesterine und Triglyceride wie auch den Blutzucker und hilft durch seine zahlreichen Enzyme bei Verdauungsbeschwerden.

• Speiseeis stellt ein großes Dilemma für viele Menschen dar. Das ist auch durchaus verständlich – wie kann man besonders an heißen Tagen auf ein kühlendes Eis freiwillig verzichten. Doch leider enthält industriell hergestelltes Eis schlechte Fette, viele „Zuckerarten", künstliche Farbstoffe und Aromen usw.

Andererseits soll Ihre Diät auch keine Tortur sein und für Sie nur Verzicht bedeuten. Zwei oder drei Kugeln als gelegentliche Ausnahme, aus einer Eisdiele Ihres Vertrauens sind eine vertretbare kleine Sünde.

---

[3] Siehe Google – unter dem Suchbegriff "Naturjoghurt Soße", "Quark Soße", "Tomaten Soße", "gesunde Soßen" ist Näheres nachzulesen.

Eine Alternative wäre eigenes, selbst zubereitetes Eis. Auf der Basis frischer oder gefrorener Beeren, Obst und Naturjoghurt – ohne Schokolade, Zucker und mit ganz wenig Honig – lässt sich etwas Köstliches zaubern.[4]

• Schokolade in jeder nur denkbaren Form hat die gleiche starke Anziehungskraft auf die Menschen wie Speiseeis.

Und genauso wie mit Eis ist sie in kleinsten Mengen ab und zu erlaubt, allerdings sollte man zu den bitteren Sorten greifen (70%). Kuvertüren haben den Vorteil, dass sie weniger Zucker als Schokolade enthalten; darum sollte man diese nach Möglichkeit vorziehen.

• Auf Nutella und vergleichbare Aufstriche sollten Sie ganz verzichten, denn diese haben keine positiven Eigenschaften; im Gegenteil, sie enthalten fast alles, was ungesund ist: schlechte Fette, Transfette, viele verschiedene und zugleich schwer zu verstoffwechselnde "Zuckerarten".

• Torten und Süßgebäck – als Fertigprodukte – sollten ganz weggelassen werden. Auch der Bäcker ums Eck gehört heute leider zu den Fertigproduktverkäufern.

---

[4] Siehe Google – unter dem Suchbegriff "gesundes Eis" finden Sie viele Anregungen.

Die meisten Bäckereien beziehen das Süßgebäck vorgefertigt von der Industrie als tiefgefrorene Rohlinge, die nur noch aufgebacken werden müssen. Neben den ungesunden "Zuckerarten" und Fetten sind viele Zusatzstoffe darin, die die Backfähigkeit des Teigs manipulieren, was die Wartezeit bei der finalen Herstellung für den Bäcker um ein Vielfaches verkürzt. Angeblich zerfallen einige dieser Zusatz- und Hilfsstoffe beim Erhitzen, so dass sie nicht mehr gefährlich seien und nicht deklariert werden müssen. Vertrauen Sie darauf? Zumal – so ein nur aufgebackenes Süßgebäck ist im Durchschnitt 6 - 9 Monate alt.

Frisch Aufgebackenes ist nie wie frisch Zubereitetes.

Noch einige Worte zu vielleicht dem wohl wichtigsten Grundnahrungsmittel – dem Wasser. Entgegen der positiven Meinung der Landesgesundheitsämter (LGA) zum Thema „Leitungswasser" kann ich es nicht mit reinem Gewissen empfehlen. Es liegt nicht direkt am Wasser selbst, sondern an den Rohrablagerungen, die mitgetrunken werden, aber auch am häufig erhöhten Kalkgehalt. Darum empfehlt es sich, (möglichst stilles) Mineralwasserwasser zu trinken und Leitungswasser nur zum Kochen zu benutzen. Menschen, die unter Nierensteinen leiden (oder dazu neigen), sollten ganz auf Leitungswasser verzichten. Eventuell sollten Sie die Anschaffung einer Umkehrosmose-Filteranlage in Betracht ziehen. Allerdings ist es wichtig, dass solch eine Anlage nicht nur Wasser filtert, sondern auch über einen sog. Mineralisator verfügt. Andernfalls zieht das mineralstoffarme Wasser diese Mineralien erst aus dem Körper heraus. Gleiches passiert auch bei der Einnahme von destilliertem Wasser. Diesen Effekt gilt es natürlich, zu vermeiden.

FÜR NOTIZEN

2. Ungesunde Fette

Bestimmt hat jeder schon davon gehört, dass es „gesunde" und „ungesunde" Öle und Fette gibt. Aber ist nicht jedes Fett – fett und damit ungesund? Viele kennen auch die Aussage: "Fett macht fett". Oder doch nicht?

Die Antwort darauf ist ambivalent – ja und nein. Zu viele Fette, ob gesund oder nicht, bringen viel Fett in den Körper. Genauer gesagt in den Körperkreislauf – zunächst zur Leber und den Blutkreislauf, dann in alle übrigen Organe und Strukturen. Das kann sich z.B. in den Ihnen bekannten Laborwerten Cholesterin wie LDL und HDL sowie Triglyzeriden widerspiegeln. Sowohl die sog. "schlechten, ungesunden" Nahrungsfette (wird meist Omega 6 unterstellt) wie auch die „guten, gesunden" (wird Omega 3 und 9 zugeschrieben) benötigt unser Körper in einem ganz bestimmten, ausgewogenen Verhältnis. Leider ernähren wir uns heute in unserer Gesellschaft tendenziell um ein Vielfaches zu sehr zu Ungunsten „guter", hochwertiger Fette (Omega 3). Das optimale, gesunde Verhältnis von Omega 3- zu Omega 6-Fettsäuren ist leider erschreckend hin zu Omega 6 verschoben.

Zu den „schlechten", ungesunden Fetten und Ölen gehören neben dem Omega 6 auch die sog. Transfette, die im direkten Zusammenhang mit Herz-Kreislauf-Erkrankungen, Arteriosklerose, Übergewicht und Fettstoffwechselstörungen stehen. Die Transfette entstehen in den meisten Fetten und Ölen durch Denaturierung beim übermäßigem Erhitzen ab 165 °C. Transfette finden wir aber auch in industriell bearbeiteten Milchprodukten, Fleisch sowie Back- und Süßwaren, wenn billige Öle und Margarine verwendet werden. Verstehen Sie Margarine als ein absolut denaturiertes, schädliches Produkt, egal wie es von der Lebensmittelindustrie beworben wird. Streichen Sie sie aus Ihrer Küche. Die Lebensmittelindustrie setzt wie beim Zucker die billigen, ungesunden Omega 6-reichen

Alternativen und Transfette für ihre Massenproduktion ein und wir als Verbraucher tragen – zumeist ahnungslos – langfristig die Rechnung. Aber auch die in der privaten Küche verwendeten Öle sind häufig eher die ungesunden Sorten.

Hier auch habe ich einige Empfehlungen, die Sie möglichst ganz in Ihre gewohnte Ernährung übernehmen sollten:

• Verzichten Sie zum größten Teil auf Omega 6-reiche Öle und Fette (Butter, Margarine, Backfett, Distelöl, Sonnenblumenöl, tierisches Schmalz)[5] . Gute Alternativen sind: "Omega 3 Pflanzenöl" (eine Mischung aus mehreren Ölen, die sich gut zum Braten geeignet) und Leinöl (hervorragend geeignet für Salate).

• Verzichten Sie ganz auf Fastfood, Junkfood und frittierte Lebensmittel. Diese enthalten große Mengen an Transfetten; aber auch die Menge an Frittierfett, das an den Lebensmitteln haftet, ist ungesund. Als alternative Zubereitung entscheiden Sie sich für schonendes „normales" Braten oder Garen.

Verwenden Sie keine vorgefertigten tiefgefrorenen Produkte (Convenience Food); greifen Sie lieber zu natürlichen, unverarbeiteten Produkten wie frischem oder tiefgefrorenem Gemüse, Fleisch und Fisch und bereiten

---

[5] Als Aufstriche sollten nur selbstgemachte "gesunde" Brotaufstriche in Frage kommen. Siehe auch Google unter dem Suchbegriff "Gesunde Brotaufstriche".

Sie es selbst mit gutem Öl, Kräutern und Gewürzen zu. Vermeiden Sie das sog. "Totbraten".

Die Fleischauswahl ist dabei ganz Ihrem Geschmack überlassen. Der Fleischkonsum sollte aber auf zweimal pro Woche beschränkt werden, andernfalls sollten Sie besser zu Geflügelprodukten greifen. Diese können Sie bis zu dreimal pro Woche auf den Speiseplan setzen. Auf gepökeltes Fleisch, Wurstwaren, Salami und Wiener Würstchen sollte man ganz verzichten.

Der Fischkonsum sollte möglichst nicht vernachlässigt werden; ein- bis zweimal wöchentlich sollten Sie Fisch auf dem Tisch haben.

ANMERKUNG: Auf knusprige Tier- und Fischhaut (gebraten oder gebacken) sollten Sie mit Blick auf Ihren Cholesterinspiegel verzichten. Beschränken Sie sich nicht nur auf Meeresprodukte; halten Sie auch nach Süßwasserfischen Ausschau.

Wer selbst kocht, weiß immer ganz genau, was drin ist und ob es gesund ist!

Es heißt, beim gesunden Kochen ist jeder selbstständig (immer selbst und das ständig), denn niemand übernimmt es für uns. Darum ist das Kochen, Braten, Garen und Dämpfen täglich neu ein Experiment, das von Tag zu Tag Unerwartetes hervorbringt und zunehmend mit wachsender Erfahrung besser gelingt. Probieren Sie, experimentieren Sie, seien Sie kreativ. Ihr Körper wird Ihnen dankbar sein!

FÜR NOTIZEN

3. Ungesunde Mehlsorten

Feines Weizenmehl, Roggenmehl, Dinkelmehl, Kamut? Oder doch besser Vollkorn? Oder glutenfrei? Oder vielleicht doch eher eine Nussmehl-Sorte? Was ist gesund und diätverträglich?

Die Auswahl an Mehlsorten ist enorm und um sich darin auszukennen, muss man sich mit dem Thema lange auseinandersetzen. Um es kurz und knapp zu halten, gehe ich nur auf einige wenige Mehlsorten ein.

Jeder weiß, dass unterschiedliche Mehlsorten für jeweils ganz bestimmte Zwecke vorgesehen sind. Sie können nicht immer eins zu eins durch eine andere Sorte ersetzt werden, andernfalls werden Geschmack, Struktur oder sogar die Verdauung darunter leiden.

Sie alle kennen das Allzweck-Weizenmehl Typ 405. Es kommt im Haushalt fast überall zum Einsatz, angefangen bei Soßen, Plätzchen, Keksen und Kuchen bis zur hausgemachten Pizza und Nudeln. Zusammen mit dem Weizenmehl Typ 550, das eher für Brötchen, Baguettes und Hefegebäck verwendet wird, und dem Weizenmehl Typ 1050, das optimal für Mischbrote ist, bildet es die universelle Basis der häuslichen Küche.

Wenn aber die Frage nach gesunden Mehlsorten aufkommt, sind diese aus heutiger Sicht alle eher ungesund. Wir können aber auf so ein wichtiges Grundnahrungsmittel nicht völlig verzichten.

Die Lösung liegt darin, bewusst die weniger ungesunden Sorten bevorzugen:

    • Weizen-, Roggen- und Dinkelmehl sollten weitestgehend gemieden werden; ausgenommen sind mit Einschränkungen die Vollkorn-Varianten und Knäckebrot. Gute, glutenfreie Alternativen – auch unter „Pseudogetreide" bekannt – sind Buchweizen-, Leinsamen-, Mandel- und Kokosmehl. Neben anderen Vorzügen haben diese vier Mehlarten viele Vitamine, Mineralien und gesunde Fette.

• Der Konsum von hausgemachtem Süßgebäck sollte möglichst stark eingeschränkt werden; und wenn doch verzehrt, dann bitte nur gebacken mit Mandel- bzw. Kokosmehl, zucker- und fettreduziert zubereiten.[6]

• Buchweizenmehl und Leinsamenmehl eignen sich gut für dunkle Brote, Brötchen und Pizzen. Zudem kann Buchweizenmehl auch gut als Paniermehl fungieren.[7]

HINWEIS: Auf Internetplattformen wie Ebay, Amazon und Co. findet man Angebote für die meisten Mehlsorten; bevorzugen Sie die Vollkornvarianten (aus ganzem Korn).

---

[6] Siehe Google unter den Schlagworten "Kokosmehl Gebäck" und "Mandelmehl Gebäck".

[7] Siehe Google unter den Suchbegriffen "Buchweizen Gebäck", "Buchweizen Brot", "Buchweizen Brötchen" , "Buchweizen Pizza" oder auch "Leinmehl Gebäck", "Leinmehl Brot", "Leinsamenmehl Brötchen" , "Leinmehl Pizza".

• Ab und zu sollten Sie auch ein dunkles Vollkornbrot beim Bäcker Ihres Vertrauens kaufen, denn ganz auf Gluten zu verzichten, wäre unklug (es sei denn, man hat eine Glutenunverträglichkeit oder gar eine diagnostizierte Zöliakie), denn sonst stellt der Körper die Produktion der zur Glutenaufspaltung nötigen Enzyme ein und in Folge kann letztlich sogar erst eine Glutenunverträglichkeit entstehen.

• Verzichten Sie ganz auf Weißbrot, Toastbrot, Brötchen, Zwieback und ebenso auf fertige Teige aus der Kühltheke.

Selbst backen ist Liebe!
Aber nicht zum Süßgebäck, sondern zum eigenen Körper.

Wussten Sie übrigens schon, dass das Backen als Anti-Stress-Therapie anerkannt ist? Und wenn das Ergebnis dann auch noch schmeckt und gesund ist – was will man mehr?

Für diejenigen, denen das Backen gar nicht liegt, sollte es ein Muss sein, einige einfache Rezepte für passende Dipps und Soßen, einen gesunden und schmackhaften Kuchen oder auch ein schnelles und gesundes Brot zu kennen. Um jedoch zu wissen, dass die Rezepte auch schmecken, muss man diese wirklich ausprobieren; somit sind der Mut zum Experiment und die Lust auf Neues auch hier das A und O.

Für Notizen

4. DER FREUNDLICHE FEIND ALKOHOL

Für unser körperliches Wohlbefinden hat Alkohol keinerlei vorteilhafte Wirkung. Unter anderem hat er viele Kalorien. Das trifft besonders auf die zuckerhaltigen Alkoholika zu - Bier, Wein, Schaumwein und Liköre. Etwas besser schneiden die hochprozentigen Spirituosen wie Schnäpse, Wodka und Ouzo wie auch Whisky, Cognac, Armagnac und Rum ab.

Viele Menschen konsumieren ihre Spirituosen verdünnt mit kalorienreicher Cola, Fanta & Co. oder auch mit Energydrinks oder Säften. Da Alkohol den Zucker leichter ins Blut transportiert, ist es eher unvorteilhaft, ihn mit zuckerreichen Getränken zu vermischen (im Irrglauben, es sei gut, ihn so zu verdünnen). Angesichts der „leeren" Kohlenhydrate bzw. Kalorien im Alkohol sollten Sie aus ernährungsphysiologischer Sicht Alkohol generell nur selten und in kleinen Mengen trinken.

Manchen Menschen hilft es, ihre Sichtweise auf diese Getränke zu verändern und Alkohol als nur gelegentliches Genussmittel zu ausschließlich besonderen Anlässen zu sehen – sei es ein Betriebsausflug oder Firmenjubiläum, der Besuch einer Ausstellung oder eine Geburtstagsfeier, eine Weihnachtsfeier, Hochzeit, Taufe oder Konfirmation, aber nicht alltäglich als ein Belohnungsanreiz.

FÜR NOTIZEN

5. VERSALZENE GESUNDHEIT

Der durchschnittliche Verbrauch an Salz ist seit Jahrzehnten stetig gestiegen und die empfohlenen 5 bis max. 10 g pro Tag werden schon jetzt von 40 % der Bevölkerung kontinuierlich überschritten. Einerseits liegt es an falschen Ernährungsgewohnheiten, die den menschlichen Körper und seinen Salz- und Mineralstoffhaushalt stören und unseren regulierenden Geschmackssinn verändern, so dass wir mehr und mehr Appetit auf Salz verspüren. Andererseits benutzen die Menschen immer die gleiche Salzsorte (z.B. Jodsalz), ohne die Qualität dieses Produkts und dessen potentielle (Neben)Wirkungen zu hinterfragen.

Untersuchungen haben nachgewiesen, dass in den billigen Salzsorten vom Discounter kaum noch echtes Salz (Natriumchlorid) enthalten ist. Demnach wurde Salz zum größten Teil ersetzt durch günstigere, auch salzig schmeckende Mineralien, die den menschlichen Geschmackssinn täuschen und zugleich aber einen latenten Kochsalzmangel im Körper verursachen. Der Mensch nimmt zur vermeintlichen Kompensation mehr und mehr Salz zu sich; der Salzgehalt steigt, aber der Körper kann dieses nicht verwerten, da es eben nur „Salzersatz" ist. So entstehen langfristig und schleichend Störungen bis zu schweren Erkrankungen im gesamten Körper.

Ich kann es weder bestätigen noch dementieren, aber einige meiner Patienten berichteten, dass, sobald sie ihre gewohnte Salzsorte gewechselt hatten, ihr Heißhunger auf Salz verschwunden sei und sich der Verbrauch um ein Vielfaches verringert habe.

Aus diesem Grund ist es wohl am besten, unterschiedliche Salzsorten abwechselnd zu verwenden. Durch das Ausprobieren neuer Sorten können Sie eine für Sie optimalere, bessere Sorte finden, die zu Ihnen besser passt und Ihren Salzhunger mit weniger Salz stillen kann.

So oder so, in jedem Fall ist zu viel Salz nie gesund. Ein zu hoher Salzkonsum erhöht das Risiko für Bluthochdruck und damit auch für Herz-Kreislauf-Erkrankungen. Wenn Sie regelmäßig alles nachsalzen müssen, ist das oft ein Indiz für einen zu hohen Salzkonsum.

Ein hoher Salzgehalt im Blut ist möglicherweise wiederum auch ein Zeichen für einen sich schleichend entwickelnden Diabetes, da dieser oft mit zu hohen Salzwerten einhergeht.

Einige Menschen ersetzen auch Salz häufig durch Sojasoße. Das ist in Ordnung, solange die Salzaufnahme dabei letztlich gleich bleibt. Dies sollte aber gelegentlich kontrolliert werden.
In jedem Fall empfehle ich prinzipiell eine regelmäßige Kontrolle der Salzwerte (Natrium); sprechen Sie bei der nächsten Blutentnahme mit Ihrem Hausarzt.

Zusammenfassung

Die ersten Schritte Ihrer Ernährungsumstellung

In diesem Abschnitt möchte ich die wesentlichen Punkte meines Ernährungskonzepts nochmals hervorheben und zeigen, auf welche konkreten Lebensmittel(gruppen) man – wenn auch nicht ganz, so doch zum größten Teil – verzichten sollte.

Es ist bemerkenswert (und mag eine Gedankenstütze sein), dass alle diese bedenklichen Nahrungsmittel entweder weiß oder zumindest farblos sind.

ZUCKER – sollte in allen Formen gemieden werden.

ÖLE UND FETTE – sollten gemieden werden; außer der Omega 3- und Omega 9-Öle sowie Leinöl.

MEHL – Weißmehlprodukte sollten gemieden werden; Knäckebrot und Vollkornbrot sind stark einzuschränken. Produkte aus Buchweizenmehl, Leinsamenmehl, Mandelmehl und Kokosmehl sind nur leicht einzuschränken.

ALKOHOL – auf die meisten Spirituosen sollte man verzichten und nur zu seltenen Anlässen genießen.

HINWEIS – hier gilt eine Gedankenstütze: 4 Küchengeräte, die im Privathaushalt nichts verloren haben.

1. Saftpresse – Frischgepresste Säfte – Eselsbrücke zu Süßgetränken, Süßigkeiten und Zucker

2. Fritteuse – Junkfood – Eselsbrücke zu Fastfood, Transfetten, Convenience Food und Omega 6-Fettsäuren

3. Toaster – Toastbrot, Weißbrot, Brötchen, Zwieback

4. Cocktailmixbecher – Alkoholische Getränke

FÜR NOTIZEN

KAPITEL 3

1. SALATE UND GEMÜSE

NICHT NUR EMPFEHLUNGEN, SONDERN EIN MUSS

Wenn Sie die zuvor beschriebenen Empfehlungen erfolgreich „verdaut" und in Ihren gewohnten Alltag übernommen haben, kommen wir zu einem Thema, welches keine Beschränkungen beinhaltet, ganz im Gegenteil. In diesem Kapitel werden die Lebensmittel erörtert, die sehr gesund und in hohem Maße empfehlenswert sind.

Salate und Gemüse sind durch ihre Vitamine, Mineral-stoffe, sekundären Pflanzenstoffe und Spurenelemente sehr gesund. Die drin enthaltenen Ballaststoffe tragen zudem zu einer gesunden Darmflora und Verdauung bei. Die daraus resultierenden positiven Auswirkungen auf Fettstoffwechsel wie auch der fehlende Zucker und Fett machen gemischte Salate zur Nummer 1 einer gesunden Ernährung.

Salate können Sie ohne Einschränkung immer essen, allerdings eher nicht zu später Stunde. Ein großer Salat kann locker eine ganze Mahlzeit ersetzen, darum sollte er eher als eigenständiges Gericht und nicht nur als Beilage angesehen werden.
Es sollten mindestens ein bis zwei Salate täglich auf den Tisch kommen – als Beilage oder als eigenständige Mahl-zeit. Sogar die fertigen Salate aus dem Kühlregal sind in Ordnung, wenn gesunde Öle und schmackhafte Gewürze wie auch verschiedene frische Kräuter ergänzt werden.

Was kommt alles in den Salat hinein?[8] Hier einige Anre-gungen:

- alle Salat- und Kohlsorten

- Gemüse roh, gegrillt, gebraten, gekocht, ggf. auch aus der Dose

---

[8] Siehe Google unter dem Suchbegriff "Gesunde Salate" und "Low Carb Salate".

- Tiefgefrorenes Gemüse kann immer verwendet werden, denn es enthält meist mehr Vitamine als das frische. Es liegt daran, dass es vom Feld geerntet sofort verarbeitet und eingefroren wird (im Gegenteil zu frischem Gemüse, das innerhalb von 2 - 3 Wochen in verschiedenen Lagern und beim Transport zwei Drittel seiner Vitamine verliert).

- Samen und Nüsse, roh und auch sanft geröstet

- Gewürze und Kräuter

- Obst und Früchte

- Reis, Nudeln, Kartoffeln

- Käse, Eier, Naturjoghurt, Fisch und Fleisch ...

Gegrillter, gebratener und gekochter Salat.

Diese Beschreibung soll Ihnen als Inspiration dienen und verdeutlichen, dass die meisten Zutaten in einem gemischten Salat auch gebraten, gegrillt und auch als Suppe verspeist werden könnten. Das bezieht sich nicht nur auf das Gemüse, sondern auch auf Salat- und Kohlblätter, wie es in den Östlichen Ländern oft der Fall ist (z.B. Indien, China).
Andererseits kann man einem gemischten Salat auch etwas Buchweizenmehl beimischen, ggf. Eier zugeben und dann in der Pfanne zu leckeren Röstis (Kartoffel-

pfannkuchen) braten. Ebenso kann ein fertiger Salat nach der Zubereitung zusammen mit Wasser zu einer schmackhaften Gemüsebrühe bzw. Gemüsesuppe abgewandelt werden. Natürlich geht das nicht mit jedem Gemüse und jedem fertigen Salat, aber die Beispiele sollen Sie zum Experimentieren anregen.

Also probieren Sie es aus und finden Sie heraus, was Ihnen gefällt und für Sie funktioniert. Ich denke, das eine oder andere Ergebnis wird Sie überraschen.

Es ist sehr ungesund, keinen Salat regelmäßig zu essen.

Wenn Ihr zaghaftes Kennenlernen von Gemüse und Salat erst vor kurzen begonnen hat, sollten Sie es langsam angehen und die täglichen Mengen nicht zu schnell erhöhen, sonst kann es passieren, dass Ihre Verdauung etwas streikt, denn sie braucht meist Zeit, um sich auf ballaststoffreichere Ernährung umzustellen.

FÜR NOTIZEN

2. Suppen

Die Suppen sind neben den Salaten die Nummer 2 einer gesunden Ernährung. Sie sind fast so wichtig wie die Salate, beinhalten so ziemlich die gleiche Bandbreite an Gemüse und können ohne Einschränkungen gegessen werden. Aber auch Fleisch- oder Fischsuppen sind sehr zu empfehlen.[9]

Ergänzend zu Salaten ist eine tägliche warme Mahlzeit sehr wichtig; sie wirkt positiv und beruhigend auf den Magen-Darm-Trakt.

Eine alte Regel besagt: Wenn frisch – wird's ein Salat, wenn nicht – eine Suppe.

HINWEIS: Eine Suppe ersetzt keine Salate oder umgekehrt. Eine abwechslungsreiche und gesunde Ernährung erfordert, dass sowohl Suppen als auch Salate auf Ihrem Speiseplan stehen und frisch zubereitet sind. Tütensuppen gehören zu Convenience Food und sind zu meiden.

---

[9] Siehe Google unter dem Suchbegriff "gesunde Suppen"

Für Notizen

3. GESUNDE ERGÄNZUNGEN

Dieses Kapitel vermittelt Ihnen Informationen über einige weitere wichtige Lebensmittel, die einerseits für jeden Menschen wichtig sind, da die meisten von uns (oft unbemerkt) einen Mangel an diesen Nährstoffen aufweisen; andererseits haben sie eine nicht zu unterschätzende, wichtige unterstützende Bedeutung für Gewichtsreduktion, Fettstoffwechselregulation, Blutzuckerspiegel und zu hohen Blutdruck.

GEWÜRZE

Zusammen mit den Gewürzen, die bereits im ersten Kapitel vorgestellt wurden, sollten Sie die im Folgenden empfohlenen Gewürze ebenfalls mehr oder minder häufig für Ihre Mahlzeiten benutzen. Da diese Gewürze sehr geschmacksintensiv und damit schnell dominant sind, kamen sie in dem "Gewürztee" nicht zum Einsatz. Ihr Fehlen können sie bei der Zubereitung Ihrer Speisen ausgleichen und sie ganz kreativ nach Ihrem individuellen Geschmack einsetzen.

• **KÜMMEL** – ist reich an Kalium, Magnesium, Kalzium, Eisen, Phosphor und dem Vitamin B6. Er hat eine verdauungsfördernde Wirkung, ist entzündungshemmend, wirkt antibakteriell und hilft zudem bei erwünschter Gewichtsabnahme.

• **KNOBLAUCH** (bevorzugt frisch, aber auch als Pulver) – ist reich an Kalium, Kalzium, Mangan, Phosphor und den Vitaminen C und B6. Er ist blutdrucksenkend und hat auf Triglyceride, Gesamtcholesterin und LDL-Cholesterin eine senkende, auf HDL-Cholesterin jedoch eine fördernde Wirkung.

FRÜCHTE

Nicht alle Früchte haben viel Zucker. Manche sind ausgesprochen zuckerarm, aber trotzdem reich an Vitaminen und Mineralien. Interessant sind hier:

• **WASSERMELONE** – enthält wichtige Nährstoffe wie Mineralien und Vitamine und hat nur wenig Kalorien; sie hilft Schadstoffe aus dem Körper auszuschwemmen und regt deren Ausscheidung über die Nieren an. Manche Menschen essen diese Frucht eher ungern, da sie der häufige Harndrang nach dem Verzehr stört. Trotzdem ermutige ich Sie, Wassermelone durchaus in größeren Mengen zu essen und ggf. damit sogar eine ganze Mahlzeit ersetzen. Es ist wichtig, die Schadstoffe aus dem Körper auszuleiten, ganz besonders während einer Diät oder Ernährungsumstellung.

• **Avocado** – sie liefert Folsäure, Vitamine K, D, B6 und E sowie Kalium und Kalzium. Außerdem reich ist sie an ungesättigten Fettsäuren (Omega 3). Ob in einem Salat, als Brotaufstrich – pur oder mit Gewürzen, Kräutern und ggf. Naturjoghurt verfeinert – oder einfach so mit dem Löffel gegessen wird, bleibt Ihnen überlassen. Wichtig ist nur, dass sie möglichst zwei- bis viermal in der Woche verzehrt wird.

Aber auch Beeren enthalten wenig Zucker ebenso wie Pflaumen, Aprikosen, Grapefruit, Kiwi und viele weitere.[10]

FERMENTIERTE LEBENSMITTEL

Diese sind reich an Vitaminen und Ballaststoffen und bilden den perfekten Abschluss meiner Empfehlung für jede gesunde Ernährung. Die enthaltenen Milchsäurebakterien unterstützen und reparieren eine beschädigte Darm-

---

[10] Siehe Google unter dem Stichwort "Gesundes Obst wenig Zucker"

flora nach Medikamenteneinnahme (z.B. nach Antibiotika-Therapien). Hier eine kleine Kostprobe:

- **SAUERKRAUT** – ist ein absoluter Klassiker und als Beilage bei vielen Gerichten nicht mehr wegzudenken. Neben den positiven Wirkungen des hohen Vitamin C-Gehalts senkt es den pH-Wert im Darm; es kann und sollte also durchaus regelmäßig gegessen werden. Besonders Menschen, die Naturjoghurt oder Kefir eher ablehnen, ist das Sauerkraut dringend zu empfehlen.

- **NATURJOGHURT** – wie schon in vorausgegangenen Kapiteln erwähnt, ist dieses Produkt sehr gesund und tut insbesondere dem Darm gut. Außerdem kann man mit ihm viele Gerichte verfeinern. So bildet der Naturjoghurt auch eine gute Grundlage für Soßen, Dressings und kleine Frucht- und Gemüsespeisen.

- **KEFIR** – kann genauso wie Naturjoghurt viele Gerichte verfeinern, aber auch als Getränk je nach Wunsch mit Kräutern, Gewürzen und Gemüse wie (z.B. Gurke) als Gemüsetrunk oder Shake eine Mahlzeit selbstständig ersetzen. Der Kefir der Marke Müllermilch hat seit einiger Zeit eine veränderte Rezeptur und einige Menschen berichten von Sodbrennen und Verdauungsproblemen. Zudem ist Kefir nicht das Gleiche wie Buttermilch.

- **Apfelessig** – ist einer der stärksten Helfer bei Fettstoffwechselstörungen, Übergewicht, Diabetes und Verdauungsstörungen. Darum ist sein Einsatz aus der Küche nicht wegzudenken. Ein bis zwei Teelöffel verfeinern Salate, Grill- und Bratgut, Gemüse usw. Aber auch in Tee und anderen gesunden Getränken kann er zum Einsatz kommen. Die gleiche Menge reicht aus, um sogar einen Liter Wasser zu einem gesunden Drink zu verwandeln.

- **Miso** – ist bei uns hauptsächlich als Miso-Suppe aus der japanischem Küche bekannt. Es ist aber eigentlich eine Paste, die hauptsächlich aus fermentierten Sojabohnen besteht und in vielen Gerichten Anwendung finden kann. Sie ist reich an essentiellen Spurenelementen und verschiedenen B-Vitaminen, aber auch an Vitamin E und K. Wenn der Harnsäurespiegel nicht erhöht ist, kann man dieses japanische Produkt regelmäßig zum Kochen verwenden.

Um die Neugier und Ihren Appetit noch ein wenig mehr anzuregen, kann ich nur empfehlen, sich mit diesem Thema weiter selbstständig zu beschäftigen, um viel Neues über Produkte wie eingelegtem Knoblauch, Gewürz- und Salzgurken, Kimchi ... zu erfahren.[11]

---

[11] Siehe Google unter dem Stichwort "Fermentierte Lebensmittel"

RESISTENTE STÄRKE

Normale Stärke, die in Kartoffeln, Nudeln und Reis steckt, wird leicht von unserem Körper aufgenommen und daher gilt sie als Dickmacher. Man kann aber dem entgegenwirken, indem man die stärkehaltige Lebensmittel kocht abkühlen lässt und erst 12-24 Stunden später weiter verarbeitet. Die enthaltene Stärke wird nach dem Abkühlen so in resistente Stärke umgewandelt, und auch beim erneuten Erhitzen bleibt sie bestehen.

Diese resistente Stärke wird nicht von unserem Körper aufgenommen (daher kommt auch der Name „resistente Stärke"). Als Ergebnis kommt es zu geringerer Kalorienaufnahme, einem gedämpften Blutzuckeranstieg, höherer Insulinempfindlichkeit und letztlich auch der Förderung der Darmgesundheit.

Kurz gesagt - es ist sehr gesund, Kartoffeln, Nudeln oder Reis im Voraus zu kochen und erst später nach Erkalten weiter zu verarbeiten bzw. zu essen.

Allerdings kann diese Vorgehensweise nicht bei allen anderen Lebensmitteln angewandt werden. Generell sollte stets auf die Frische der gekochten Lebensmittel geachtet werden.[12]

---

[12] Siehe Google unter dem Stichwort "Resistente Stärke"

NAHRUNGSERGÄNZUNGSMITTEL

Zusätzlich möchte ich einige wenige ergänzende Nährstoffergänzungen erwähnen, die mein alternatives Ernährungskonzept deutlich unterstützen und bei den meisten Menschen heute leider im Mangel sind.

• **OMEGA 3** (bevorzugt Kapseln) – ein- bis zweimal täglich; nach aufgebrauchter Packung eine Pause einlegen. Kann beliebig oft kurmäßig wiederholt werden.

• **KNOBLAUCH** (Kapseln) – Die Anwendung ist identisch mit der Omega 3-Einnahme.

• **TROMCARDIN** – Das ist kein Arzneimittel, sondern ein Lebensmittel, das die wichtigsten Nährstoffe für Herz-Kreislauf-System und Herzrhythmus liefert und durchaus auch zur Vorbeugung von gesunden Menschen eingenommen werden kann. Nebenwirkungen und Überdosierung sind nicht zu erwarten. Ich empfehle eine einmal tägliche Einnahme, bis die Packung aufgebraucht ist. Nach einer Pause kann die Einnahme kurmäßig wiederholt werden.

• **VITAMINE DER B-GRUPPE** - Halten Sie sich in der Dosierung bitte an die jeweilige Produktanweisung. Die Einnahme kann wiederholt werden, sollte aber durch Blutuntersuchungen bei Ihrem Hausarzt überwacht werden.

• **VITAMIN D**, ggf. ergänzt durch Vitamin K – Halten Sie sich in der Dosierung bitte an die jeweilige Produktanweisung. Die eigentlich notwendige Dauereinnahme sollte durch Laboruntersuchungen bei Ihrem Hausarzt überwacht werden.

Bei den Vitaminen B und D ist eine Überdosierung sehr unwahrscheinlich, aber nichtsdestotrotz sollte Ihr Hausarzt angesichts möglicher individueller Erkrankungen und eventuellen Medikamentenunverträglichkeiten über die Einnahme informiert werden.

Alle empfohlenen Nahrungsergänzungsmittel können im Drogerie-Markt oder einer Apotheke, aber auch im Internet gekauft werden. Achten Sie aber auf zuverlässige Qualität.

FÜR NOTIZEN

4. REGELMÄßIGE BEWEGUNG

Jeder Mensch kennt die Aufforderung – "Mach Sport" oder "Du brauchst ausreichend Bewegung". Einerseits stimmt es, dass jeder Mensch ausreichend Bewegung braucht; ob zu gehen oder zu wandern, muss jeder für sich selbst entscheiden. Beim regelmäßigen Sport hingegen gehen die Meinungen jedoch auseinander, da viele Fragen nicht eindeutig beantwortet werden können:

Welcher Sport? Welche Sportart? Wie lange? Wie intensiv? Gehen, Wandern, Joggen und Fahrradfahren trainieren nur die Beine, aber was kann ich für den Oberkörper tun? Darf ich mit meinen Erkrankungen diesen Sport überhaupt machen? Und, und, und . . . .

Meiner Meinung nach braucht ein durchschnittlicher Mensch keinen zusätzlichen Sport, um genug Bewegung im Alltag zu haben. Außer weniger Ausnahmen könnten die meisten Menschen genug Bewegung haben, wenn sie es wollen. Das "Wollen", die Motivation, ist hier der Punkt, an dem es jedoch bei vielen scheitert. Und aus diesem Grund werden Pläne für regelmäßige Sportaktivitäten meist nach ein paar Wochen wieder abgebrochen.

Um mehr Bewegung in den gewohnten Alltag zu bringen, bedarf es eigentlich nur kleiner Korrekturen der Sichtweise und der Einstellung zur Bewegung. Indem man auf bestimmte Bequemlichkeiten verzichtet, kann man mit wenig Zeitaufwand schon Abhilfe schaffen. Natürlich muss Ihnen die gewählte Bewegungsart Spaß machen und Ihnen das Gefühl geben, für Ihr eigenes Wohl etwas gern zu tun. Stellen Sie sich der neuen Aufgabe, nach und nach etwas für sich zu entdecken, indem Sie sich individuell passende neue zusätzliche Bewegungsideen ausdenken und diese schrittweise, aber konsequent in Ihren Alltag integrieren.

Einige Anregungen hierfür kommen Ihnen vielleicht bekannt vor:

• beim Einkaufen nicht direkt vor dem Eingang parken, sondern auf der anderen Seite des Parkplatzes, ebenso während des Einkaufs alle Gänge erkunden, um neue Sortimente und Angebote kennenzulernen;

• auf Aufzüge ganz oder teilweise verzichten, zumindest auf dem Weg nach unten,

• (falls Raucher) öfter zum Rauchen nach draußen gehen.

Für die nächsten Beispiele muss schon etwas mehr Zeit eingeplant werden:

• zum Einkaufen zu Fuß gehen oder mit Fahrrad, aber nicht mit dem Auto fahren;

• regelmäßige und kleine Einkäufe planen, was Ihnen ermöglicht, auch immer frisches Obst, Gemüse und Kräuter im Haus zu haben.

Die nächsten Beispiele erfordern schon deutlich mehr Zeit:

• Spaziergänge einplanen, die Sie mindestens viermal pro Woche und mindestens 20 min aktivieren.

Eignen Sie sich den sog. "Wachmann-Spaziergang" an. Das ist ein langsamer Gang mit erhöhter Aufmerksamkeit – wie bei einem Wachmann, der ein Gelände abläuft und schaut, ob alles in der Umgebung in Ordnung ist. Diese erhöhte Aufmerksamkeit ist ein wichtiger Bestandteil dieses Ganges. Er verhindert, dass man zu schnell in seinen Gedanken in den Alltagsproblemen hängen bleibt, statt etwas abzuschalten und den Spaziergang im Sinne einer Neufokussierung als Erholungsphase zu betrachten.

• Eine der effektivsten Arten der Bewegung neben dem Sport ist die ganz normale Arbeit im Haushalt: das Fensterputzen, Bügeln, Saugen, Aufräumen, Kochen usw. Dies ist auch durch das PAL-Wert System (Aktivitätslevel einer Person) bestätigt.[13]

Somit ist eine geregelte Haushaltsarbeit nicht nur eine Frage der Hygiene und Ästhetik, sondern auch durchaus Ihrer Gesundheit förderlich. In diesem Sinne sollten diese Aufgaben von allen Familienmitgliedern zu gleichen Teilen übernommen werden.

Wenn Sie sich gezielte Bewegung zum Hobby gemacht und somit eine regelmäßige Routine zugelegt haben, können Sie ganz nach Ihren Interessen und Bedürfnissen mehr und mehr weitere neue Ideen oder Erweiterungen entdecken. Zu guten Erweiterungsoptionen Ihres möglichen Sportspektrums gehören Yoga und Gymnastikübungen, die z.B. auch mit Hilfe von Internetvideos erlernt werden können.

---

[13] Nachzulesen in Google unter dem Suchbegriff "PAL-Wert".

Sie können natürlich auch Sport machen, aber mein An-
liegen war es, zu zeigen, dass ausreichende Bewegung
auch ohne aufwändige Sportformen (z.B. in Vereinen)
möglich ist.

*Haben Sie schon gewusst, dass Bewegungstherapie als eine der
besten "Gute-Laune-Wecker" bekannt ist, aber nicht nur bei
schlechter Laune, sondern auch bei Depressionen hilft?*

KAPITEL 4

INTENSITÄT UND DIÄTINTERVALL

In den abschießenden Anmerkungen zu meinem Ernährungs-konzept möchte ich Klärendes zur Intensität und Dauer dieser Ernährungsumstellung sagen, damit Sie eine ungefähre Vor-stellung für eine individuell passfähige Anwendung bekommen.

Die Intensität und Dauer stehen prinzipiell im direkten Zusammenhang mit Ihrer körperlichen Verfassung. Da unsere eigene Wahrnehmung darüber meist subjektiv gefärbt ist, können wir zur Objektivierung Ihres momentanen IST-Zustands vom BMI-Rechner (Body-Mass-Index) Gebrauch machen.

Bei einem BMI-Wert von 25 - 29 können Sie es ruhig angehen lassen (Stufe 1), sich einige der ungesunden Lebensmittel immer wieder einmal erlauben und trotzdem generell viele meiner Empfehlungen für Ihre Wohlergehen umsetzen. Hierfür empfehle ich ein zwei- bis vierwöchiges Diätintervall und die Einnahme der „Gewürztee"-Mischung von 1 - 2 Tassen pro Tag. Einige kurmäßige Wiederholungen mit kurzen Pausen dazwischen sind vertretbar. Dies gilt aber nur, solange der BMI-Wert keine zunehmende Tendenz zeigt.

Wenn der BMI-Wert bei 30 - 34 liegt, sollten Sie die ungesunden Lebensmittel so weit wie irgend möglich meiden (Stufe 2). Hierfür sollte die empfohlene Ernährungsumstellung für mindestens 2 - 4 Monate eingehalten werden, begleitet von einer Einnahme der Gewürztee-Mischung von 2 - 4 Tassen pro Tag. Eine erneute, kurmäßige Wiederholung nach einer längeren Pause – optimaler Weise in gleichem zeitlichen Umfang – ist begrüßenswert.

---

[14] Siehe Google unter dem Stichwort "BMI" und "BMI-Rechner".

Wenn Ihr BMI-Wert über 35 liegt, sollten Sie auf die ungesunden Lebensmittel gänzlich und konsequent verzichten, zumindest solange, bis der BMI-Wert auf unter 35 gesunken ist (Stufe 3). Hierfür ist aus meiner Erfahrung für die Ernährungsumstellung eine Zeit von mehreren Monaten erforderlich. Innerhalb dieser Zeit der strengen Stufe 3 können ggf. Sie immer wieder eine Woche mit nur leichteren Einschränkungen (Stufe 2) zwischenschalten. Nur in dieser Zeit gelockerter Diätvorschriften dürfen Sie Fleisch, Brot, Eier und Käse mit über 20% Fettgehalt zu sich nehmen. Die explizit ungesunden Lebensmittel sind aber weiterhin ein striktes Tabu. Eine Einnahme der „Gewürztee"-Mischung" von 3 - 6 Tassen pro Tag über die gesamte Zeit wird allerdings dringend empfohlen.

Natürlich ist es auch wichtig, nach Beendigung des Diät-Zyklus oder in der Pause zwischen den einzelnen Zyklen nicht sofort wieder in alte Gewohnheiten zurückzufallen und sich wieder auf ungesunde Lebensmittel zu stürzen. Meiden Sie diese weiterhin möglichst konsequent; vielleicht verlieren Sie ja mit der Zeit auch jedes Interesse an ihnen.

Das oberste Ziel meiner Empfehlungen in diesem kleinen Buch besteht nicht darin, Ihnen umfangreiches Wissen über gesunde Ernährung zu vermitteln, sondern Sie anzuregen und zu ermutigen, einen ersten Schritt zu gehen, aktiv Verantwortung für Ihre eigene Gesundheit zu übernehmen und so eine grundlegend gesunde, möglichst lebenslange neue Haltung zu Ernährungsfragen aufzubauen.

KAPITEL 5

REZEPTE

In diesem Kapitel habe ich für Sie einige Kochrezepte zusammengestellt, die zu meinen Favoriten zählen, da diese einfach und schnell zubereitet sind (was ich sehr bevorzuge). Bei den Rezepten wurde sorgfältig auf den Gesundheitsaspekt geachtet, so dass Sie sie regelmäßig nachkochen bzw. nachbacken können.

Joghurt-Soja-Soße / Dipp – für Fleisch und Grillgemüse

6 El. Naturjoghurt (10 %)
2 El. Sojasoße
Je nach Geschmack Koriander, Kümmel, Knoblauch, Pfeffer ...

Joghurt-Senf-Soße – für Fisch

6 El. Naturjoghurt (10 %)
1-1,5 El. Senf
1 El. Oliven oder Leinöl
Je nach Geschmack Koriander, Kümmel, Knoblauch, Pfeffer ...

Früchte-Eis (Sorbet)

500g gefrorene Beerenfrüchte mit 500g Naturjoghurt in einen Standmixer geben und je nach Geschmack mit 2 bis 4 El. Honig süßen und ggf. mit einigen Stängel Minze verfeinern. Alles zu einer glatten Creme pürieren.
Fertig!

Für eine festere Masse anschließend für einige Zeit in die Tiefkühltruhe stellen.

Serviertipp:
Frische Beeren oder Früchte zusammen mit dem Eis servieren.

Gesundes Brot ohne Wartezeit und glutenfrei

Backofen auf 250°C Umluft vorheizen.

60g Flohsamenschalen mit 500 ml Wasser oder Bier in einer Schüssel einrühren, dazu 2 El. Sojasoße, 1 El. Apfelessig und ein 1/3 Frischhefewürfel dazugeben, umrühren und quellen lassen, bis eine Art Gel entsteht.

In der Zwischenzeit in separater Schüssel 200g Buchweizenmehl, 70g Leinmehl, 70g Mandelmehl oder Reismehl mischen. Nach Wunsch Sonnenblumenkerne (ca. 70g), Oliven (wenn erwünscht) und Gewürze (Koriander, Kümmel, Schwarzkümmel, Chiasamen und etwas Salz) hinzugeben.

Inhalte beider Schüsseln zusammenfügen, gut umrühren, formen und in eine mit Backpapier ausgekleidete Backform legen; 30 min bei 250°C backen. Danach auf dem Rost (ohne Backform) 10 min bei 200°C zu Ende backen.

Sojasoße, Salz, und Oliven bringen viel Salz mit sich. Je nach Produkt nach eigenem Geschmack dosieren.

Wichtig: Bitte keine Teigprobe (mit Stäbchen) während des Backens durchführen und komplett abkühlen lassen. Fertig!

Generell können Sie nach Belieben andere Zutaten zufügen wie z.B. Nüsse und Samen, aber auch Gewürze können ergänzt oder ausgetauscht werden.

Schoko - Früchtekuchen

Backofen auf 200°C Umluft vorheizen.

500 ml Milch in einer Schüssel mit 100g Buchweizenmehl, 100g Mandelmehl, 40g Kakaopulver und 1/2 Packung Backpulver zusammenrühren.

2 Birnen in Würfel schneiden und mit 3 in Scheiben geschnittenen Bananen mischen.

Einen Teil des Teiges in eine mit Backpapier ausgekleidete Backform geben, mit Früchten gleichmäßig belegen und mit 150g Rosinen bedecken. Mit dem restlichen Teig alles abdecken und für 35 min backen.

Danach zusammen mit Backpapier aus der Backform nehmen und auf einem Backofenrost komplett abkühlen lassen. Fertig!

Auch hier können Sie nach Belieben andere Zutaten zufügen wie z.B. Nüsse und Samen, aber auch Früchte können ergänzt oder ausgetauscht werden.

Die Oberfläche wird oft nach dem Backen rissig und erinnert an ausgetrockenen Boden - daher auch die Variante „Sahara-Birnen-Bananenkuchen".

FÜR NOTIZEN

NACHWORT

EIN LETZTER GEDANKE ALS DESSERT

Sollten Sie dieses Buch als Geschenk erhalten haben, bedeutet dies, dass jemand an Sie denkt und Ihnen das Beste wünscht. Um das Gleichgewicht der Dankbarkeit nicht zu stören, geben Sie dieses Buch an jemanden, der Ihnen wichtig ist, weiter, wenn Sie es durchgelesen und verinnerlicht haben.

Ich wünsche Ihnen nur das Beste und bleiben Sie gesund.
Ihr Maxim Alperovitch

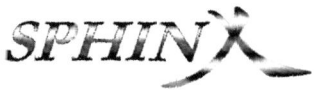

Zentrum Sphinx
Methoden der Selbstheilung
& der spirituellen Entfaltung
c/o Maxim Alperovitch

Oedenberger Straße 55-59,
90491 Nürnberg

Tel.:   0911 / 66 94 0 95
Fax: 0911 / 58 66 8 01

alperovitch@zentrum-sphinx.de
www.zentrum-sphinx.de